LA SYPHILIS

ET LES EAUX MINÉRALES SULFUREUSES

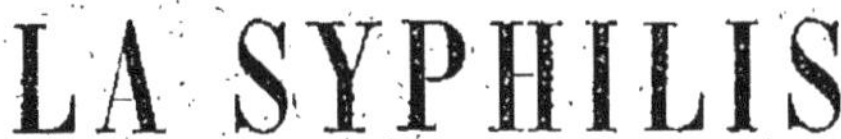

DE

CAUTERETS

PAR

Ch. MOINET

DOCTEUR EN MÉDECINE

CHEVALIER DE LA LÉGION D'HONNEUR

MÉDECIN CONSULTANT AUX EAUX DE CAUTERETS

PARIS

G. MASSON, ÉDITEUR

LIBRAIRE DE L'ACADÉMIE DE MÉDECINE

120, BOULEVARD SAINT-GERMAIN

—

1888

LA SYPHILIS

ET LES EAUX MINÉRALES SULFUREUSES

DE CAUTERETS

OUVRAGES DU MÊME AUTEUR

Du traumatisme chez l'Européen, dans les pays chauds. Montpellier, 1886, chez Boëhm et fils. (S'adresser à l'auteur.)

Des indications particulières de l'eau de Mauhounat. Paris, 1874, chez G. Masson.

Des indications particulières de l'eau de la Raillère. Paris, 1875, chez G. Masson.

Des caisses d'épargne scolaires. Rochefort, 1875, chez Triaud et et Guy. Epuisé.

De la création de piscines publiques. Rochefort, 1875, chez Triaud et Guy. — Epuisé.

De l'organisation d'observatoires météorologiques dans la Charente-Inférieure. Rochefort, 1876, chez Triaud et Guy. — Ep.

De la situation des ouvriers dans nos arsenaux maritimes. Rochefort, 1876, chez Triaud et Guy. — Epuisé.

Projet de canal reliant la Loire à la Garonne et à la Charente. Saintes, 1877, chez Loychon et Ribéraud. — Epuisé.

Des indications particulières de l'eau de César et des Espagnols. Paris, 1877, chez G. Masson.

De l'action physiologique des eaux de Cauterets. Paris, 1878, chez G. Masson. imprimerie Siret, à la Rochelle.

De l'organisation des sociétés de tir. Royan, 1878, chez V. Billaud. (S'adresser à l'auteur.)

Des réformes à apporter dans la législation des eaux minérales. Paris, 1878, chez Hennuyer. — Epuisé.

Des eaux sulfureuses de Cauterets. (5e édition, in-16 de 576 pages). Paris, 1879, chez G. Masson.

Les eaux minérales des Pyrénées françaises. Ouvrage couronné par la Société de médecine de Toulouse dans sa séance du 11 mai 1879.

De l'action des eaux sulfureuses et notamment des eaux de Cauterets sur la Phthisie pulmonaire. Paris, 1880, chez G. Masson.

Indications générales des eaux de Cauterets. Paris, G. Masson, 1881.

Des indications particulières de l'eau du Rocher. G. Masson. — Paris, 1882.

Station maritime de Rogan, ville d'été et ville d'hiver. V. Billaud, éditeur, 1887.

LA SYPHILIS

ET LES EAUX MINÉRALES SULFUREUSES

DE

CAUTERETS

PAR

Ch. MOINET

DOCTEUR EN MÉDECINE

CHEVALIER DE LA LÉGION D'HONNEUR

MÉDECIN CONSULTANT AUX EAUX DE CAUTERETS

PARIS

G. MASSON, ÉDITEUR

LIBRAIRE DE L'ACADÉMIE DE MÉDECINE

120, BOULEVARD SAINT-GERMAIN

—

1888

LA ROCHELLE, TYP. A. SIRET.

AVANT-PROPOS

En écrivant le travail que nous soumettons à
nos lecteurs, nous n'avons point en vue de leur
présenter une thèse doctrinale ; nous n'avons
pas non plus l'intention de faire passer sous
leurs yeux le résumé d'une vaste compilation,
à grand renfort de citations et de noms d'auteurs. Il nous a paru de meilleur ton et de
meilleur aloi de résumer brièvement, en quelques pages, les observations que nous avons
faites depuis vingt ans dans la plus importante
station thermale des Pyrénées, et pendant la
pratique déjà longue d'une médication exercée
sur des centaines de malades.

Nous avons lu les ouvrages de nos anciens,
les monographies de nos contemporains et les
discussions académiques de ces dernières an-

nées. Cette longue besogne achevée , notre opinion reste entière et les affirmations des autres n'ont point ébranlé nos convictions personnelles sur les points restés litigieux que présente cette intéressante question.

C'est avec la plus complète assurance et la plus entière bonne foi que nous écrivons ces lignes : les résultats cliniques auxquels nous sommes arrivé nous permettent de parler avec cette précision et cette netteté.

C. M.

CHAPITRE PREMIER

Action des Eaux avant, pendant ou après le traitement spécifique.

———

1° Emploi des eaux avant le traitement spécifique.

La plupart des auteurs qui ont étudié l'action des eaux minérales et spécialement l'action des eaux sulfureuses sur la syphilis ont eu, selon nous, un grave tort: ils sont partis d'une idée préconçue, d'un principe *a priori*, et ils ont procédé en allant du général au particulier. En tournant ainsi le dos à la méthode expérimentale, ils se sont trouvés en contradiction avec les faits ; et leurs généralisations, en se buttant à des cas exceptionnels très nombreux , ont été contredites et par là même infirmées.

Les autres, tout en voulant suivre la méthode de Bacon, ont voulu grouper tous les faits en un seul faisceau et en tirer hâtivement la loi qui les régit. En essayant de passer sur tous les cas observés une sorte de mesure absolue, ils se sont heurtés à des incompatibilités qui les ont empêchés de formuler une opinion précise.

Il est bien plus rationnel de s'élever du particulier au général et de suivre la méthode analytique qui, après avoir examiné un à un tous les cas spéciaux, les réunit plus tard *en groupes,* puis en tire la loi.

Cette méthode nous a permis de constater que la médication des eaux minérales appliquée à la syphilis présente à l'observation du praticien les résultats en apparence les plus contradictoires, mais que les variations dont il s'agit peuvent être soumises à une sorte de classement, d'où l'on peut tirer des règles absolument précises.

Pour débrouiller cette nébuleuse clinique, en effet, il est indispensable d'établir des catégories. Il est évident que la syphilis sera diversement influencée par les eaux minérales selon le moment où on les aura employées, en tenant compte des trois facteurs suivants :

1º L'application ou l'absence du traitement spécifique ;

2º La période de la maladie (accidents primitifs, secondaires ou tertiaires) ;

3º L'isolement de la syphilis ou sa greffe sur une autre diathèse.

Nous allons passer en revue l'action des eaux à ces trois points de vue différents.

Examinons d'abord les effets produits en nous préoccupant seulement de l'application ou de la non application du traitement spécifique. Pour mettre de la clarté dans l'exposé de nos opinions, nous supposerons que trois syphilitiques viennent au même moment nous consulter pour un accident identique. Le premier n'a pas encore commencé les remèdes hydrargyriques et suivra le traitement des eaux sans leur secours. Le second n'aura pas fait non plus de traitement pharmaceutique mais, en prenant les eaux, il suivra la médication spécifique. Le troisième, ayant fait au préalable un traitement avant de venir dans la station, continuera de le suivre s'il a été insuffisant ou mal supporté, le suspendra s'il a été fait avec exagération et a donné lieu à des phénomènes de sursaturation et d'intoxication, puis le reprendra si les accidents du moment semblent rester stationnaires ; quelle que soit la ligne de conduite indiquée, il suivra le traitement thermal.

Ces trois divisions, ces trois ordres de traitement par les eaux comprennent et enveloppent dans leur cadre tous les cas de syphilis qu'un médecin puisse être appelé à soigner.

Les eaux produiront des phénomènes différents, quant au résultat du traitement.

Prenons le premier malade. Il a reçu le contage, la maladie a évolué normalement en passant par un chancre classique. Ignorant l'importance de sa maladie ou bien saisi de honte à l'idée d'en faire la confidence même à un médecin, il s'est fié aux forces médicatrices de la nature et aux bienfaits d'une hygiène sévère. En un mot, il n'a suivi aucun traitement spécifique. La maladie a évolué et le malade, acculé à la nécessitté de se faire soigner par un médecin, se trouvant à Cauterets, vient nous consulter.

Après l'avoir interrogé, supposons que nous prenions la résolution de faire suivre à ce syphilitique un traitement exclusivement thermal. Qu'arrivera-t-il ? La réponse n'est pas douteuse : dans ces conditions, les manifestations seront exaspérées, qu'il s'agisse des accidents primitifs ou des accidents secondaires. En ce qui concerne les accidents tertiaires, les eaux sulfureuses auront sur eux une action favorable mais non pas curative.

Nous reviendrons sur cette distinction, quand nous traiterons la question du traitement thermal, eu égard aux périodes de la syphilis.

Comment expliquer l'aggravation des accidents dans les deux premières périodes? Ce que nous avons dit dans notre livre sur « les eaux sulfureuses de Cauterets » (1) touchant l'action pathogénétique de ces eaux fera comprendre aisément à nos lecteurs un résultat aussi inattendu.

Les eaux sulfureuses produisent une excitation qui est variable selon la source. Celles qui ont une influence sédative ou à peine excitante, comme les sources faibles ou en voie de dégénérescence, n'influent guère physiologiquement sur l'homme en bonne santé et sont généralement appliquées à des valétudinaires épuisés ; elles ont une action pathogénétique à peu près nulle et, dans le cas qui nous occupe, leur administration restera sans

____

(1) Edition de 1879 et précédentes.

effet appréciable sur notre syphilitique. Et alors on conçoit que le traitement thermal exclusif, réduit à ce degré, n'existe pour ainsi dire pas. Ce qui revient à dire, en l'absence de toute prescription spécifique, que la maladie est abandonnée à elle-même. Il s'ensuit que l'organisme étant borné à ses seules ressources, la syphilis continuera d'évoluer normalement dans les tissus et dans les liquides dont il est formé.

Mais les sources actives ont une action bien différente. Ici, ce n'est plus contre une simple illusion qu'il faut se tenir en garde. Le danger est bien plus grand. Ces eaux, excitantes au premier chef, donneront à tout le corps un remontement d'abord salutaire, elles ranimeront ses forces et mettront toutes ses fonctions en quelque sorte au point physiologique ; mais, continuez de les prescrire à votre malade et vous verrez, au bout de quelques jours, ce spectacle singulier et redoutable : en même temps que l'organisme accroîtra ses forces, la maladie accroîtra les siennes. En d'autres termes, elle sera exaspérée et, à la place d'une poussée thermale physiologique, vous aurez des manifestations constitutionnelles syphilitiques.

Ces manifestations seront viscérales si le traitement thermal interne a été poussé avec vigueur et l'a emporté sur le traitement externe en intensité ; elles seront cutanées si l'eau a été ingérée à doses discrètes et si les moyens balnéaires et hydrothérapiques ont été prédominants.

Ces phénomènes pathogénétiques sont diversement accentués chez les malades, en raison de la variété des constitutions, des idiosyncrasies, des tempéraments, en raison aussi des quantités d'eau ingérées par l'estomac, des procédés employés à l'extérieur. Ces accidents pathogénétiques spécifiques seront tantôt d'ordre local, tantôt d'ordre général et parfois ils se présenteront simultanément.

Les réflexions qui précèdent sont le résultat de notre pratique personnelle. Elles s'appliquent, *bien entendu*, à des eaux qui ne contiennent pas de mercure ou qui en contiennent de simples traces, comme celles que M. Garrigou a constatées dans la source du petit Saint-Sauveur. N'ayant pas eu à prescrire à nos malades des eaux sulfureuses sérieusement hydrargyriques, nous faisons les réserves les plus expresses quant à l'action possible que pourraient avoir des sources dans ces conditions là.

Les cas dont nous venons de parler sont ceux où la maladie poursuit ses évolutions à l'état aigu, où elle agit et marche avec toute sa puissance destructive. Mais il est des circonstances où le malade se présente à nous après avoir soigné ses accidents primitifs au moyen de pratiques empiriques ou simplement par un traitement local, sans avoir jamais pris un atome de mercure. L'infection spécifique d'un caractère en quelque sorte atténué, a pu trouver dans l'organisme du malade un terrain résistant, un milieu réfactaire à l'adaptation complète du virus. Bref, la vérole a évolué d'une manière bénigne, elle a fait un temps d'arrêt. Elle n'est pas guérie, mais elle reste à l'état latent ; elle réapparaîtra, en un temps plus ou moins éloigné, dans une manifestation nouvelle. *Latet anguis in herbà.*

Que le malade vienne nous consulter dans ces conditions (après la disparition de ses accidents primitifs ou même des premiers accidents secondaires) et que nous lui fassions suivre un traitement hydrominéral sans accompagnement de mercure, qu'arrivera-t-il ?

A n'en pas douter, les eaux réveilleront toutes les puissances physiologiques et mettront en mouvement toutes les synergies ; mais en même temps elles rendront à l'infection syphilitique, sous forme de poussée thermale spécifique, toute son intensité et toute sa virulence. De l'état virtuel, la maladie passera à l'état réel; elle ne sera plus latente, elle s'affirmera avec tous les caractères de la présence réelle.

Qu'est-ce à dire ?

Si la syphilis, non traitée par les mercuriaux, est exaspérée par le traitement thermal, soit qu'elle manifeste à ce moment son existence par une évolution en cours, soit qu'elle ait été prise dans une de ses accalmies, il est clair qu'un médecin expérimenté ne pourra plus se permettre de compter sur la médication par les eaux minérales naturelles (sans mercure) pour amender le caractère de cette diathèse et surtout pour la guérir.

Telle est notre conclusion formelle sur ce point particulier.

Il en résulte cette conséquence : c'est que le traitement thermal devient par le fait une pierre de touche précieuse et même infaillible pour tous les cas qui rentrent dans

la catégorie dont nous venons de parler. Jamais la syphilis
ne restera inerte et silencieuse sous le coup de fouet de
la médication sulfureuse et même de bien d'autres
médications thermales d'ordre différent, pourvu que le
mercure n'existe pas dans les eaux employées.

Nous prions nos lecteurs de bien retenir cette remarque,
car en parlant de l'emploi des eaux combinées avec les
agents du traitement spécifique nous leur apporterons
des résultats différents. Cette pierre de touche est absolue,
certaine, quand le mercure n'a pas été pris par le malade.
Il en est autrement dans les situations que nous exami-
nerons plus tard.

2° *Emploi des Eaux pendant le traitement spécifique.*

Prenons maintenant le second malade. Celui-ci n'a
pas fait non plus de traitement spécifique, mais il va le
suivre en même temps que le traitement thermal.

Les choses, tout en commençant à se passer à peu près
de la même façon, finiront tout autrement.

Au début l'action des fontaines, en relevant toutes les
forces physiologiques, tendra comme dans le cas précédent
à exaspérer la syphilis, surtout si les eaux sont données
à hautes doses et prises aux sources les plus actives.
Mais peu à peu, une semaine ou deux après avoir pris
du mercure, le malade verra ses accidents s'amender et
l'évolution du moment pencher vers son déclin, surtout

si le médecin a mis en œuvre les moyens hydrothérapiques externes avec décision et prescrit à l'intérieur des
eaux faibles ou moyennement actives. Et plus la simultanéité de ces deux médications, sulfureuse et hydrargyrique, se prolongera ou se répétera dans les limites
acceptées par le corps médical, plus la maladie tendra à
céder et à guérir.

La puissance curative des mercuriaux sera beaucoup
plus vive et plus intense avec ce concours du soufre qu'à
l'état isolé et exclusif. Même les accidents de l'hydrargy-
risme n'apparaîtront pas, vous ne verrez ni stomatite, ni
salivation, ni gonflement des gencives, ni tremblement,
ni aucune autre trace d'intoxication.

Dans les premiers jours, les eaux sulfureuses remon-
teront l'organisme et prépareront le terrain physiologique ;
bientôt après les agents hydrargyriques, combinant leur
action avec celle des sulfureux et la complétant, opposeront
au manifestations de la diathèse le maximum de vertu
antidotique qui constitue leur caractère spécifique.

Comment se passe cette combinaison ? Il résulte des
expériences de Mialhe, de Lassaigne, de G. Astrié, que
les hyposulfite et sulfite de soude, comme le sulfure de
sodium, exercent une action fluidifiante sur les matières
mucoïdes et albuminoïdes, éclaircissent et fluidifient le
sang (tout en conservant les formes et les propriétés de
ses globules), qu'ils dissolvent dans l'albumine de l'œuf
et dans le sang le précipité albumino-mercuriel que tend
à former le deuto-chlorure dans l'intoxication mercurielle.
Il se forme dans ces cas, par suite des réactions ci-dessus

énoncées, opérées par l'hyposulfite et le sulfite de soude, des composés albumineux sulfo-hydrargyriques, devenus très solubles et par suite d'une élimination très facile.

La conclusion à tirer de ces expériences et des résultats cliniques obtenus par l'emploi simultané des eaux sulfureuses et des mercuriaux est nette et ferme ; sans les agents spécifiques, les eaux sulfureuses ne peuvent qu'aggraver la vérole ; combinées avec eux, elles leur donnent le maximum d'utilité et de puissance curative.

Nous affirmons, en outre, ceci : dès que le mercure, seul ou combiné avec l'iode, indique nettement son action et imprime à la syphilis ainsi traitée une allure bien caractérisée dans le sens de la guérison, le médecin peut mettre de côté toute timidité et bannir toute crainte, il peut employer largement les eaux *intus et extra*. Dans cette circonstance, le spécifique détruira de plus en plus les funestes effets de l'infection constitutionnelle. De leur côté, les eaux monteront à leur *summum* les forces physiologiques et la résistance vitale ; en d'autres termes, elles mettront le terrain physiologique dans les meilleures conditions qui puissent favoriser le médicament.

En résumé, les eaux administrées concurremment avec le médicament se combineront avec lui pour le rendre soluble et assimilable, pour lui faire produire tout son effet réel ; et de plus, elles feront profiter de leur action particulière, intrinsèque, l'organisme du malade débarrassé, de jour en jour, du poison syphilitique ainsi atténué.

On peut comparer ces résultats à ceux qu'on obtient

en traitant la syphilis par les injections de peptones mercuriques-ammoniques. — Avec le procédé hypodermique et ces agents, l'action du mercure est beaucoup plus prompte et plus sûre que l'ingestion pure et simple du médicament spécifique par les voies digestives, le retour des manifestations est bien plus éloigné ou même ne se présente pas, les accidents mercuriels n'existent pas. Fait remarquable : tant qu'on a pratiqué les injections hydrargyriques sans addition ou combinaison, on n'a pas obtenu des résultats aussi certains et aussi complets. Ces résultats n'ont été rapides et profonds qu'avec l'emploi simultané d'éléments nouveaux, le chlorure ammonique et la peptone, qui ont exercé sur le mercure une action solubilisante et lui ont procuré la condition la plus favorable où puisse s'exercer son action médicatrice.

Que les mercuriaux soient employés seuls par la voie gastrique, ils agiront lentement et san sprécision. Administrez-les avec les eaux sulfureuses, ils feront merveille. Par la voie hypodermique, l'action du mercure combiné avec la peptone produira des effets aussi surprenants. La similitude d'influence, la rapidité des résultats amènent le praticien à rapprocher l'une de l'autre les deux méthodes et, dans ce rapprochement, il est forcé de voir et d'admettre que les ultimes combinaisons physicochimiques du médicament et des globules du sang sont de même ordre, disons plus, sont identiques.

3° *Emploi des eaux*
après et pendant le traitement spécifique.

Passons maintenant au troisième cas et traitons par les eaux sulfureuses un malade présentant les mêmes accidents, mais ayant déjà commencé ou suivi d'une manière assez complète le traitement spécifique.

Ici, nous nous trouvons d'emblée dans la seconde phase du malade précédent : les mercuriaux ont déjà neutralisé plus ou moins le virus constitutionnel, mais ils n'ont pu le neutraliser complètement, soit parce que le terrain était mauvais (constitution débile, tempérament mal équilibré, anémie, convalescence d'une maladie intercurrente aiguë, etc.), soit parce que le virus lui-même a été transmis au malade par un sujet profondément atteint, soit parce que le traitement a été fait à bâtons rompus et n'a pu produire tous ses effets. Mais s'ils n'ont pas fait disparaître la manifestation actuelle, ils ont imprégné l'organisme et ils nous permettent de prescrire de suite le traitement thermal avec vigueur.

Les eaux, administrées à hautes doses à l'intérieur et délibérément appliquées à l'extérieur, exerceront une action certaine dès les premiers jours. Elles entraîneront hors de l'économie les éléments mercuriels vivement et promptement solubilisés, elles le débarrasseront d'une accumulation moléculaire capable de produire, en l'absence d'un tel secours, des phénomènes d'intoxication prolongée ou passagère. Elles feront plus : en débarrassant l'organisme de cette surcharge dangereuse, elle transformeront en une action pharmaceutique bienfaisante l'action nocive qu'elle exerçait ou allait exercer et feront tourner au profit du malade les menaces du médicament emmagasiné dans les tissus et dans le sang.

Il convient de faire ici une réserve. Si l'intoxication mercurielle existe déjà et exerce ses effets réels et apparents au moment où le malade arrive pour faire usage des Eaux, il convient de corroborer leur action par celle des adjuvants de divers ordres qui peuvent favoriser l'élimination du médicament accumulé, tels que purgatifs, diurétiques, sudations, etc. Mais il ne nous paraît pas convenable ou utile de restreindre ou de ralentir l'emploi des Eaux sulfureuses dans ces conditions et, si d'autres médecins ont constaté en pareille circonstance des accidents provoqués par la mise en mouvement des éléments hydrargyriques en surcharge, nous devons à la vérité de dire que cela ne nous est jamais arrivé.

Quoi qu'il en soit, si le malade qui nous consulte se trouve sous le coup d'une intoxication, nous le traitons exclusivement par les moyens thermaux. Pendant l'élimination mercurielle, la maladie s'amende et, plus tard, si nous trouvons que l'amélioration veut rester stationnaire, c'est que le mercure est complètement éliminé et n'agit plus, et nous le prescrivons alors concurremment avec les sources sulfureuses.

Si le malade nous arrive en déclarant qu'il a déjà suivi un traitement spécifique, même prolongé, et que nous ne constations aucun signe de saturation, par conséquent aucune menace d'empoisonnement, nous instituons le traitement thermal *largâ manû* et nous continuons ou nous reprenons en même temps le traitement pharmaceutique, sans aucune crainte ; bien au contraire, nous fondons sur cette simultanéité de justes espérances et le résultat vient les corroborer. Sous l'empire de cette double médication, les accidents s'évanouissent et disparaissent.

Ce qui revient à dire que pour nous les eaux sont ici, comme dans les cas qui précèdent, impuissantes à guérir quand elles sont seules employées et que le traitement spécifique est de rigueur. Nous n'avons jamais entendu dire par les malades que nous avons traités qu'ils aient eu à déplorer et à regretter nos combinaisons de traitement ; bien au contraire, quand ils nous sont revenus pour emporter dans un nouveau traitement ainsi ordonnancé les derniers vestiges de leur syphilis, ils nous ont toujours accusé une situation meilleure que celle de l'année précédente.

Nous avons lu dans les comptes-rendus des séances de la Société d'Hydrologie qu'une poussée nouvelle de la diathèse s'opère quelquefois après une cure thermale administrée à des malades qui étaient saturés de mercure avant leur arrivée aux sources sulfureuses. Les praticiens qui ont révélé ces faits nous semblent avoir mal compris la production de telles manifestations constitutionnelles : ils en concluent que l'action révélatrice des eaux est ici en défaut. Il est incroyable qu'on puisse énoncer de pareilles erreurs. Tous ceux qui pratiquent les eaux minérales savent que les agents naturels ont une action directe, actuelle, en quelque sorte instantanée , mais ils savent aussi qu'elles ne l'exercent pas toujours surtout quand elles sont administrées à doses faibles et moyennes. Dans ces cas, il arrive souvent que leur effet curatif est ultérieur, secondaire, et se manifeste des semaines et même des mois après la cessation du traitement.

Et ces effets, si l'eau a été mal prescrite ou prescrite mal à propos, peuvent être pathogénétiques au lieu d'être curatifs : que de fois nous avons vu des malades qui avaient fait abus des eaux, sans direction médicale, venir nous raconter qu'ils avaient eu des accidents généraux ou locaux, à l'automne ou au commencement de l'hiver !

Dans la syphilis, les eaux agissent comme dans l'herpétisme, comme dans la goutte, etc. Ici la poussée secondaire est devenue non pas une poussée thermale mais une poussée syphilitique. Nous n'hésitons pas à le dire : c'est parce que le traitement spécifique a été insuffisamment prescrit au malade ou que le malade n'a pas exécuté ponctuellement les ordonnances de son médecin. Avec un bon traitement, à doses hardies, hydrargyrique, iodo-hydrargyrique ou iodique, selon la période de la maladie, ces accidents ne devaient pas, ne pouvaient pas survenir. Ou bien encore le traitement thermal n'a pas été suffisamment prescrit ou suivi. Dans ces conditions, il n'a pu remplir le rôle qui lui incombe.

En ce qui nous concerne, nous ne nous contentons pas de la cure thermale associée, pendant toute sa durée, aux préparations spécifiques. Nous prescrivons au malade de continuer le médicament pendant un mois encore et, après ce laps de temps, de faire un traitement isolé avec les eaux transportées. Ce traitement de répétition est une véritable lessive, qui emporte à la fois les molécules mercurielles emmagasinées dans les viscères ou tenues dans le sang en dissolution et les derniers résidus organiques créés dans l'organisme par l'infection syphilitique.

4º Emploi des eaux après plusieurs traitements spécifiques, combinés avec le traitement hydro-minéral sulfureux.

Nous venons de passer en revue quatre cas : 1º le premier malade est venu aux sources sulfureuses sans avoir fait de traitement spécifique et il a suivi un traitement hydro-minéral pur et simple ; 2º Le deuxième se présente dans les mêmes conditions, mais il a été médicamenté en suivant sa cure thermale ; 3º le troisième a fait au préalable un traitement médical complet, il l'a continué en prenant les eaux ; 4º le dernier est sur-saturé de mercure, il suspendra ce médicament en prenant les eaux et, au besoin, il le reprendra quand elles l'auront débarrassé de la surcharge emmagasinée, à la condition toutefois que les manifestations restantes demeurent stationnaires et ne tendent pas à une guérison prochaine.

Voyons maintenant un malade d'un autre genre : celui-là ne nous présente aucune trace visible de syphilis ancienne ou nouvelle. Il vient nous dire : « Je suis ici en

villégiature » ou bien « je veux me marier; je désire profiter de mon séjour pour voir si je suis guéri. Vous avez,
vous médecin, une pierre de touche sous la main. Voyons
ce qu'elle dira, *sans mercure et sans iode.* »

Dans plusieurs publications que nous avons lues, nous
avons constaté des divergences d'opinion très accentuées
entre les médecins. Aux yeux de beaucoup, les eaux sont
infidèles quand il s'agit de déceler la présence de la
syphilis. Il nous semble qu'ici encore on n'a pas su ou
que l'on n'a pas voulu voir.

Oui certes ! les résultats sont variables : tantôt il ne
survient aucune manifestation ni pendant ni après la
cure thermale; tantôt, après n'avoir rien observé pendant le séjour dans la station, on voit survenir une poussée syphilitique secondaire ; tantôt encore la manifestation
de retour a lieu pendant que le malade prend les eaux.

Hé ! bien, nous le déclarons hautement, notre opinion
est faite sur ces dissemblances. Elles se rapportent à un
seul fait, elles sont le résultat d'une seule influence :
l'action médicatrice de la préparation spécifique employée.

Si le malade ne voit rien survenir pendant la cure thermale et pendant les années qui suivent, on peut dire
qu'il est guéri. Chez ce malade, le médicament, surtout
quand il a été appliqué à diverses reprises avec les eaux,
aura accompli tout ce qu'on attendait de lui : la pierre
de touche ne trouve plus la maladie, parce que la maladie
a disparu.

Si le malade ne voit aucune manifestation morbide
pendant la cure thermale mais en constate quelques

semaines, quelques mois, quelques années après, c'est qu'il n'avait pas pris assez d'antidote chez le pharmacien, ou qu'il a suivi son traitement d'une façon irrégulière, ou bien encore que le terrain organique de sa personne, déjà occupé par un autre diathèse, n'a pas bénéficié de la féconde action des mercuriaux et de l'iode. Et alors, s'il n'est pas complètement guéri, il faudra qu'il vienne une fois de plus, deux fois si c'est nécessaire, lessiver la trame de ses tissus, épurer la masse encore contaminée de son sang.

Dans le troisième cas enfin, celui où les manifestations de la vérole apparaîtront sous le coup de fouet du traitement thermal pendant que le malade est sous la direction de son médecin, la lumière vous crèvera les yeux et vous ordonnerez dans l'instant à votre syphilitique la reprise des préparations spécifiques correspondant à la période actuelle de la maladie et à l'intensité des accidents que les eaux auront fait naître.

En d'autres termes, pour nous, les eaux n'ont pas sur la vérole un pouvoir curateur, les médicaments hydrargyriques, iodo-hydrargyriques ou iodiques, ont seuls cette puissance, possèdent seuls cette vertu ; quand ils n'ont pas accompli leur résultat final, qui est de guérir, les eaux vous le feront bien voir, soit sur le champ soit ultérieurement. Et alors, elles vous aideront, grâce à leur combinaison particulière avec le mercure, à débarrasser l'organisme des restes de la maladie dans les premières périodes de son évolution constitutionnelle ; elles vous aideront à remonter les forces de l'économie pour lui faire assimiler l'iode et pour compléter son action spéciale, quand il s'agira des accidents tertiaires.

Nous ne sommes pas prophète, nous ne prétendons pas à posséder seul des lumières qui sont la propriété de tous ; mais chacun voit à sa manière, observe à sa manière, conclut à sa manière. Voilà trente ans que nous faisons de la médecine, dont vingt à Cauterets. Tout ce qui précède est le résultat de notre expérience. Nous avons pris nos conclusions après une longue pratique et de longues méditations. Si nous nous trompons, qu'on nous le prouve. En attendant cette preuve, nous avons le suprême plaisir d'avoir obtenu des résultats excellents pour nos malades.

En ce qui concerne spécialement l'action des eaux comme pierre de touche, nous dirons en terminant et pour résumer notre pensée sur ce point particulier, qu'elle est la conséquence, le corollaire de nos conclusions sur l'action du mercure et de l'iode, seuls ou associés. Si le malade n'a jamais pris de médicaments de cet ordre, la cure thermale suivie isolément fera reparaître à l'état réel la puissance pathogénésique du virus et provoquera une poussée le plus souvent actuelle, exceptionnellement secondaire ; si le malade a suivi le traitement spécifique au préalable et se trouve dans une accalmie, l'action des eaux employées seules provoquera la poussée syphilitique avec d'autant plus de chances que l'influence du médicament aura été moindre et avec des chances d'autant plus exceptionnelles que cette influence aura été plus marquée et plus curative.

CHAPITRE II.

Emploi des eaux aux diverses périodes de la syphilis.

———

1° *Première période.*

Nous allons maintenant résumer avec brièveté ce que nous pensons du traitement thermal appliqué à la syphilis dans ses trois périodes classiques.

Et d'abord, convient-il d'attendre que l'infection ait un certain temps d'existence ? Faut-il, par exemple, laisser au mercure seul la tâche de parer aux accidents primitifs et, si l'on est résolu à ne pas temporiser, attaquer le mal dès les premiers jours ou laisser passer quelque temps avant de prendre un parti ?

Pour nous, nous dirons carrément que nous prenons le parti d'agir avant la venue des accidents secondaires. Autrefois, nous avions peur de la poussée thermale et des accidents qu'elle pouvait provoquer chez les syphilitiques ; aujourd'hui, nous n'hésitons plus à donner les eaux en même temps que le mercure, c'est-à-dire immédiatement.

Mais nous faisons une réserve ou, si l'on veut, une

distinction. Si l'on se décide à commencer de suite la cure thermale, bien entendu en même temps que le mercure et non pas auparavant ou isolément, il faudra prescrire des eaux faiblement sulfureuses ou en voie de dégénération, afin de ne pas provoquer ce qui serait chez l'homme en santé une poussée thermale-pathogénétique et deviendrait chez le malade une poussée syphilitique suraiguë et d'ordre général, pouvant causer des dangers sérieux. Il suffit que les eaux contiennent assez d'hyposulfite ou de sulfite de soude, ou bien assez de sulfure de sodium pour dissoudre dans le sang le précipité albumino-mercuriel que tend à former dans ce liquide organique le deuto-chlorure de mercure ; nous ne leur demandons pas autre chose. Cette action adjuvante, si précieuse, nous suffit ; nous n'avons ni à la dépasser ni à rechercher dans les eaux fortement sulfurées ou sulfureuses des excitations dont le danger serait réel.

A la rigueur, nous employons des eaux de sulfuration moyenne, mais dans ce cas nous commençons par donner le mercure tout seul pendant une semaine quand nous avons recours à elles, afin d'atténuer le virus et d'éviter les effets d'une excitation même modérée sur l'organisme.

En aucun cas, nous n'employons jamais les eaux fortement minérales et fortement thermales, dans la première période de la syphilis.

2° *Deuxième période*

Passons maintenant aux accidents secondaires. Ici, le champ est plus vaste, mais du moins tout le monde médical s'y meut librement parce qu'il s'y trouve d'accord sur le fond de la question.

Quelles que soient les manifestations observées à ce degré, le doute n'est plus permis et chacun prescrit à l'envi le mercure, seul ou combiné à l'iode selon l'âge des accidents et leur apparence du moment ; en même temps, les eaux sont administrées au malade selon sa constitution, son tempérament, sa situation organique actuelle (absence ou existence d'une autre maladie), selon la saison où l'on se trouve et le temps qu'on observe au moment de la cure, etc.

Nous ne répéterons pas ici ce que nous avons établi dans le premier chapitre relativement à l'emploi isolé ou simultané des eaux et du médicament spécifique. C'est affaire entendue.

3° *Troisième période*

Quant à ce qui concerne la troisième période de l'infection syphilitique, nous sommes en complet accord sur ce sujet avec Gustave Astrié (1). Aussi lui cédons-nous volontiers la parole.

---

(1) De la médication sulfureuse appliquée. Paris 1852.

« Arrivons, dit-il, à la cachexie syphilitique avec ses graves désordres fonctionnels, son altération des éléments globulaires et protéiques du sang, ses ravages profonds sur les os et le tissu cellulaire général. Déjà l'altérant mercuriel ne suffit plus, l'iodure de potassium le remplace ; mais l'anémie, mais l'affaiblissement fonctionnel, suite de l'action prolongée du virus vénérien mais qui ne sont pas plus la syphilis qu'une ankylose n'est le rhumatisme, viennent ajouter au mal une influence complexe ; que ferait le mercure seul contre l'anémie ? Il l'aggraverait. Et puis, il ne suffit pas que le spécifique soit porté dans l'organe où la formation pathologique existe, pour que celle-ci soit dissoute et entrainée ; il faut que, s'aidant des propriétés nouvelles que celui-ci imprime aux liquides, l'organe digère et s'assimile ou élimine le produit morbide ; et si l'organe débilité, énervé, n'est plus au niveau de sa fonction, si comme l'estomac des anémiques ou des convalescents il ne peut plus exercer les actes de la nutrition interstitielle selon le mode normal, l'on n'aura qu'un résultat nul, médiocre ou très lent de l'action médicamenteuse ; que dans ce cas l'on vienne, par un agent puissant de stimulation des fonctions digestives et de reconstitution organique, à faire cesser l'anémie et l'anervie générales, l'altérant spécifique aura son plein effet, les productions morbides de la syphilis seront plus rapidement résorbées et guéries, et l'économie rétablie à l'état normal.

« Voilà une influence réelle et incontestable des eaux sulfureuses dans la syphilis grave, cachectique. Des faits nombreux l'attestent et je crois en avoir donné l'interprétation physiolo-pathologique ».

Ainsi donc, en résumé, aux trois périodes de la vérole, il faut très nettement prescrire la médication altérante spécifique : mercurique, iodo-hydrargyrique ou iodique selon les accidents observés, et ne pas hésiter à recourir aux eaux sulfureuses, avec les réserves que nous avons faites dans le cours du chapitre premier, réserves qui se rapportent à des catégories parfaitement définies.

CHAPITRE III.

Action des Eaux sur la syphilis, avec absence ou concomittance d'une autre diathèse.

———

1° *Cas où la syphilis est isolée.*

La situation du médecin mis en présence d'un syphilitique sera bien différente selon que ce malade est porteur d'une infection constitutionnelle régnant en souveraine sur l'organisme ou, tout au contraire, porte en lui les germes d'une diathèse, héréditaire ou acquise antérieurement à l'introduction du virus dans l'économie. La conduite qu'il aura à tenir sera loin d'être la même dans les deux cas.

Chez une personne auparavant vigoureuse, ayant une constitution robuste et un tempérament bien équilibré, la vérole suivra franchement ses phases classiques et les parcourra en quelque sorte à grandes et belles étapes.

A des manifestations régulières et parfaitement caractérisées, on opposera le traitement typique adopté aujourd'hui par l'universalité des médecins et l'on n'aura même pas l'embarras du choix quand il s'agira de prescrire un remède anti-diathésique. Dans ces cas simples et normaux, l'action du spécifique sera tout aussi puissante et toute aussi curative que la maladie se sera montrée régulière et correcte.

On peut même dire qu'ici les eaux seront utiles, grâce à leur combinaison avec le précipité albumino-mercuriel produit par le traitement, mais elles ne seront point une carte forcée, car les conditions personnelles réunies chez le malade suffiront à faire réussir complètement la médication altérante. On peut même dire qu'un traitement complet, bien dirigé par le médecin et ponctuellement exécuté par le syphilitique mettra ce dernier à l'abri des accidents formant transition entre la période secondaire et la période tertiaire et le rendront indemne pour toujours.

Cependant, comme on n'est jamais certain que le malade ne porte pas en lui-même quelque héritage diathésique d'autre essence, il sera prudent de faire, longtemps après un pareil traitement spécifique, un traitement par les eaux sulfureuses. Elles feront alors l'office de pierre de touche. Si nulle manifestation n'apparaît, ac-

tuellement ou ultérieurement, la guérison est définitive :
si quelque accident survient, même sous la forme bénigne
de transformation herpétique, il sera bon de prescrire
quelques doses modérées de l'altérant iodo-hydrargyrique
ou de l'altérant iodique conjointement avec les eaux et de
renouveler cette méthode combinée après quelques semaines de repos pour voir la fin de l'infection syphilitique.

2° *Cas où la syphilis est greffée sur une diathèse quelconque.*

Mais lorsque la vérole n'est pas la maîtresse exclusive
de l'organisme, lorsqu'au moment de son invasion elle
trouve le terrain déjà occupé par une diathèse, il n'en est
plus de même. Malheureusement pour les syphilitiques,
les cas de ce genre constituent une majorité immense.
Cette situation embarrasse souvent le médecin traitant et
plus tard le médecin des Eaux, elle les rend même
quelquefois perplexes. C'est dans les circonstances de ce
genre qu'un praticien doit examiner le cas observé avec
le plus d'attention, afin de ne pas commettre quelque
erreur préjudiciable au malade qui se confie à ses soins.

Lorsque la syphilitique est herpétique, rhumatisant,
goutteux, scrofuleux, tuberculeux, le mercure améliore
les lésions spécifiques mais, dans certain cas, il exaspère
la diathèse primitive. On se voit ainsi obligé de suspendre

le médicament et la syphilis reprend le dessus. C'est alors qu'il devient absolument nécessaire de recourir à la double action tutélaire des Eaux, qui remontent l'organisme au point physiologique et rendent soluble puis éliminent l'élément mercuriel ingéré. C'est dans ces formes graves (primitives, secondaires ou tertiaires) que les eaux interviennent avec un haut degré d'utilité.

La syphilis suit dans ces conditions une marche exceptionnelle, elle parcourt ses phases successives dans un ordre irrégulier et anormal, ses lésions deviennent plus profondes et plus difficiles à arrêter ; réagissant à son tour sur la diathèse de support, elle donne à celle-ci un caractère particulièrement néfaste et lui imprime une allure désorganisatrice qui précipite rapidement le malade dans la tombe. — C'est par l'emploi méthodique et circonspect de l'altérant spécifique et des Eaux que le médecin peut arrêter du même coup les ravages de la diathèse ancienne et de la syphilis.

Heureusement tous les cas ne présentent pas un tel degré de gravité. Quand la diathèse première est peu avancée ou bien lorsque avancée elle semble sommeiller et permet ainsi au traitement antisyphilitique d'exercer son action salutaire, le médecin peut agir ; si l'altérant est sagement employé, il peut amender, atténuer le virus syhilitique et, au moindre réveil de la goutte, du rhumatisme, de l'herpétisme, de la scrofule ou de la tuberculose, il abandonne le médicament, utilise les eaux isolément et, quand la diathèse-souche est venue à résipiscence, il se hâte de revenir au spécifique appuyé sur les eaux. — Dans un très grand nombre de cas, le danger n'est ni grand ni immédiat et le succès vient couronner les efforts, la constance et l'habileté du médecin.

Quant il s'agit de la goutte et du rhumatisme, il faut recourir aux eaux sulfureuses alcalines. Cauterets en possède de remarquables, dont l'influence est aujourd'hui après des siècles d'application, incontestable et incontesté. On peut même prescrire au malade, pendant ses repas, une eau alcaline simple.

Si c'est sur l'herpétisme que la syphilis s'est greffée, les eaux fortement sulfureuses de la station produisent des effets merveilleux, associées aux préparations spécifiques. Plus tard, on peut avantageusement compléter ce traitement par l'emploi alternant des eaux sulfureuses et arsenicales, par séries égales de trois ou quatre semaines.

Est-ce la scrofule qui sert de substratum aux évolutions de la syphilis..., les eaux sulfureuses appliquées dans les mêmes conditions produisent des effets réels et très avantageux, toujours grâce à leur combinaison spéciale avec le précipité albumino-mercuriel ; mais le remontement du malade et la victoire du médecin sont définitivement assurés quand on fait suivre l'administration de ces eaux par l'usage des eaux chlorurées et surtout chloro-iodurées. Nous n'hésitons pas à déclarer que, dans le cas d'accidents tertiaires constatés chez les scrofuleux certaines eaux de cette dernière classe peuvent suffire à réaliser la guérison, celles de Challes par exemple. Ici la syphilis et la scrofule ne font, pour ainsi dire, qu'une seule et même maladie, le mercure est devenu inutile et même serait nuisible ; l'iodure alcalin suffit et ces eaux en contiennent des quantités très appréciables.

Quant à la tuberculose, elle permet, au premier degré et au commencement du deuxième, l'emploi du spécifique et des eaux sulfureuses. Mais, arrivée à la fin de la seconde période et surtout à la troisième, elle met les malades dans une situation de plus en plus périlleuse et plonge le médecin dans une poignante perplexité. C'est surtout dans les conjonctures auxquelles donne naissance une association aussi funeste que celle de la tuberculose et de la syphilis que le praticien ne doit jamais perdre de vue ces principes de thérapeutique : il faut proportionner la dose du médicament à chaque constitution ; ce n'est jamais la quantité d'eau ingérée mais la quantité absorbée et surtout gardée par l'organisme qui agit, il est nécessaire de se défier des hautes doses de médicaments qui, au lieu d'une action curative, n'amènent souvent qu'une action toxique ou une indigestion médicamenteuse. C'est dans cette appropriation facile à tous les degrès morbides que gît la valeur des eaux minérales, graduées en minéralisation et en thermalité.

A Cauterets, le malade trouve à des degrés très variés cette minéralisation et cette thermalité. Lorsque nous savons joindre aux précieuses ressources de cette incomparable station le concours du médicament approprié aux manifestations de la syphilis, lorsqu'en même temps nous savons répudier toute prétention à l'exclusivisme en faveur des sources que nous avons sous la main et que nous combinons avec elles les eaux des autres classes, conformément à l'affinité curative qu'elles possèdent à l'égard des diathèses de support, nous obtenons des résultats véritablement merveilleux.

RÉSUMÉ.

En résumé, les eaux sulfureuses sont nuisibles quand le syphilitique n'a pas pris et ne prend pas de mercure dans les accidents primitifs et secondaires ; elles sont, au contraire, l'adjuvant et le complément indispensable de cet altérant pour amener la guérison de la syphilis aux deux premières périodes ; dans les accidents tertiaires, il est nécessaire de les associer à l'iodure de potassium.

Employées seules, elles peuvent servir de pierre de touche dans deux situations bien différentes : 1º Quand, en l'absence de tout traitement spécifique, la diathèse sommeille et reste latente, et alors elles la réveillent de suite et l'exaspèrent ; 2º Quand, après des traitements plus ou moins bien suivis, elle ne manifeste sa présence en aucune façon, et dans ce cas les eaux provoquent une poussée immédiate si le malade a fait semblant de prendre du mercure, elles suscitent une poussée seulement ultérieure s'il a pratiqué ponctuellement mais insuffisamment la médication spécifique, enfin elles ne sont suivies d'aucun retour offensif si l'altérant, seul ou combiné aux eaux, a exercé sur la maladie une action absolument curative.

En ce qui concerne la concomittance de la syphilis et d'une autre diathèse, l'usage exclusif des eaux sulfureuses, même combiné avec celui du médicament spécifique, est insuffisant dans les cas où la diathèse primitive tend à exercer ses sévices sur l'organisme ; en pareille circonstance, il convient de prescrire en même temps une eau minérale ou un médicament approprié au traitement de la diathèse de support.

Mais dans les cas, et ce sont les plus nombreux, où la diathèse originelle est peu prononcée ou suit discrétement ses phases, la combinaison des eaux sulfureuses et du médicament spécifique suffit au traitement, surtout si le médecin peut choisir entre les sources qu'il a sous la main un agent se rapprochant des eaux plus spécialement indiquées contre la diathèse antérieure à la syphilis.

TABLE DES MATIÈRES

www.ingramcontent.com/pod-product-compliance
Ingram Content Group UK Ltd.
Pitfield, Milton Keynes, MK11 3LW, UK
UKHW020054100726
13658UKWH00004B/1751